AUX CALCULEUX

TRAITÉS PAR LA LITHOTRITIE

DES

SOINS A DONNER

AUX CALCULEUX

TRAITÉS PAR

L'LITHOTRITIE

PAR

Le Dr C. MOUSTEU

Ancien interne des hôpitaux,
Lauréat de la Faculté de médecine,
Membre de la Société anatomique.

PARIS

A. COCCOZ, LIBRAIRE-ÉDITEUR,

RUE DE L'ÉCOLE-DE-MÉDECINE, 30 ET 32.

1866

1867

DES

SOINS A DONNER

AUX CALCULEUX

TRAITÉS PAR

LA LITHOTRITIE

Avant d'entrer dans l'exposé des soins à donner aux calculeux, qu'on veut ou qu'on doit traiter par la lithotritie, je crois bien faire en reproduisant les conclusions qui terminent ma thèse de 1862, sur le parallèle de la lithotritie et de la taille.

Ces conclusions indiquent en effet dans quelle mesure je crois l'intervention de la lithotritie légitime.

J'ajouterai seulement que la vulgarisation incessante de ses procédés opératoires, connus aujourd'hui de la plupart des praticiens qui ne s'adonnent pas exclusivement à l'exercice de la médecine, et la facilité plus grande de l'exécution de ses manœuvres, grâce au perfectionnement des instruments; que l'habitude plus répandue du cathétérisme, et la frayeur moins grande qu'il inspire, tendent à rendre son application plus fréquente, et font diminuer le nombre de ces calculeux qui, inconscients de leur mal, ou par frayeur de l'opération, attendaient jusqu'à la dernière extrémité pour accepter les secours de la chirurgie.

Le monopole de ces opérations était laissé en effet à quelques chirurgiens, en général haut placés, ou aux spécialistes, dont le nombre était très-restreint. De là l'insuffisance des notions acquises par le plus grand nombre des médecins, qui ne savaient à temps prévenir leurs malades de la nature du mal ; de là aussi la terreur du malade, qui n'acceptait qu'avec peine une opération confiée aux seules mains des plus habiles (sans doute à cause de ses difficultés et de sa gravité). Enfin, pour un bon nombre de malades, les longs voyages et les dépenses excessives, nécessitées par une opération qu'on ne pratiquait guère que dans les plus grands centres, étaient des causes de retard que la vulgarisation de la méthode tendra de plus en plus à faire disparaître.

Voici ces conclusions :

« La lithotritie convient surtout dans les cas simples.

« Elle peut être appliquée à certains cas complexes, mais avec réserve, alors que les complications seront levées ou qu'elles seront peu importantes.

« Dans de telles circonstances il ne faudra continuer son emploi que s'il est permis d'espérer que les séances ne devront pas être trop multipliées, et qu'on pourra débarrasser complétement la vessie.

« Pratiquée dans ces limites la lithotritie donne d'excellents résultats, sans être cependant aussi inoffensive qu'on s'est plu à le dire.

« Aller au delà exposerait à des mécomptes, et priverait le malade des bénéfices que lui offre la taille, lorsqu'elle est pratiquée en temps opportun. »

J'avais alors pour but de démontrer que la plupart des spécialistes, surtout ceux qui prétendent à des droits de paternité sur l'art de broyer la pierre, avaient exagéré outre mesure les dangers et les inconvénients de la taille, pour exalter les avantages et les résultats merveilleux de la méthode qu'ils pratiquaient à peu près exclusivement. Je ne crois pas être trop présomptueux en disant que ce but a été atteint. Tel a été du moins l'avis de mes juges, au nombre desquels je puis citer Nélaton.

Depuis ce temps, j'ai continué à m'occuper de ce sujet; et comme j'ai été assez heureux pour diriger seul le traitement de deux calculeux, dans des conditions médiocrement favorables à la lithotritie, j'ai cru devoir dire à l'aide de quels soins j'ai surmonté les difficultés, et débarrassé sans grande douleur et sans complication ces deux malades porteurs l'un et l'autre de calculs volumineux.

Je diviserai mon sujet en trois parties :

1° Soins préparatoires à l'opération.

2° Soins à donner pendant le broiement de la pierre.

3° Soins consécutifs.

DES SOINS PRÉPARATOIRES.

Entrer immédiatement dans les détails que comportent les soins préparatoires, c'est supposer connus la présence de la pierre, son volume, sa consistance et l'état des voies urinaires; or, ces divers problèmes à résoudre, tous d'une grande importance, me paraissent nécessiter quelques explications. Je les aborderai dans l'ordre où ils se présentent au clinicien.

Après avoir analysé avec soin les troubles du côté des fonctions urinaires et avoir acquis la présomption qu'il y a une pierre dans la vessie, il semble tout naturel qu'on cherche immédiatement à s'assurer de la présence du calcul par le cathétérisme. Tel n'est cependant pas l'avis de Civiale, qui croit devoir, dans la majorité des cas, préparer les voies urinaires à cette exploration, d'où doit dépendre le jugement définitif porté sur la présence ou l'absence d'une concrétion lithique.

C'est par l'usage des bougies molles, en cire, qu'il débute; et l'exploration n'est faite qu'au moment où la tolérance lui paraît suffisante.

Il est des cas où une pareille conduite est de rigueur, par exemple lorsque l'urèthre est rétréci, ou lorsque l'irritabilité vésicale paraît considérable à la seule énumération des symptômes qui accompagnent l'expulsion des urines. Mais, dans le plus grand nombre des cas, l'exploration peut être pratiquée au début; et l'inquiétude et surtout l'impatience du malade sont telles, qu'il est difficile de résister à ses sollicitations.

Si, en principe, la conduite de Civiale est excellente, il faut ajouter que la conduite opposée n'a, d'ordinaire, aucun inconvénient sérieux; et si la science doit, sans autre préoccupation, indiquer la voie la meilleure, n'oublions pas que la pratique a des exigences avec lesquelles comptent même ceux qui sembleraient pouvoir le mieux s'y soustraire. Au point de vue de la confiance qu'il faut inspirer au malade; pour la propre satisfaction du médecin, qui sait à partir de ce moment à quoi s'en tenir; pour le malade qui est impatient de connaître son mal et à qui, par le fait seul de ce premier examen, on peut donner quelques assurances sur les suites probables de l'opération, je crois qu'il vaut mieux, sauf contre-indication formelle, faire dès le début le cathétérisme explorateur.

Il va sans dire que ce cathét risme sera pratiqué avec la plus grande prudence, et qu'on y devrait renoncer si l'on rencontrait quelque obstacle sérieux. La séance sera courte, surtout si la vessie est intolérante; on cherchera cependant à acquérir la notion de l'existence de la pierre, de son volume approximatif et de l'état poli ou rugueux de sa surface. Les notions plus complètes sur le volume de la pierre, sur le nombre, sur la dureté des calculs, ne devront être recherchées qu'après plusieurs séances de cathétérisme, alors que le passage de la sonde ne produira plus ou presque plus de douleur.

Ces cathétérismes quotidiens devront être suivis d'injections d'eau tiède si la vessie est irritable, presque froide s'il y avait au contraire de l'atonie.

Si l'introduction de la sonde métallique était pénible pour le malade, on se servirait de sondes en gomme ou en caoutchouc; mais il vaut mieux se servir d'une sonde métallique, à petite courbure, munie d'un robinet, afin de pouvoir garder ou laisser échapper le contenu de la vessie et l'explorer dans ses divers degrés de distension. On se familiarise ainsi avec la recherche du calcul, on acquiert la notion plus exacte de la position qu'il occupe et de l'état des parois vésicales.

Lorsque les cathétérismes sont devenus faciles, peu douloureux, et ne provoquent pas de réaction ; lorsque la vessie se laisse distendre par l'injection, sans éprouver l'impérieux besoin de l'expulser, comme cela a lieu le plus souvent au début, alors seulement doit commencer l'exploration à l'aide du brise-pierre, afin d'apprécier exactement le volume du calcul, sa friabilité et de savoir, autant que possible, s'il existe seul ou s'il y en a plusieurs.

Pour obtenir ce résultat il n'est pas rare que deux et même trois séances soient nécessaires ; car le brisse-pierre, en raison de sa forme rectiligne, de ses dimensions en général supérieures à celles de la sonde employée d'habitude, de son poids plus grand, du mouvement imprimé à ses deux branches pour saisir la pierre, provoque souvent, lors de sa première introduction, de violentes contractions vésicales qui expulsent le contenu et ne permettent pas de continuer la manœuvre. Il faut se garder de pousser plus loin la tentative et recommencer un, deux ou plusieurs jours après, dès que la tolérance paraîtra mieux établie.

Il faut ici mettre de côté tout amour-propre et résister aux sollicitations des malades, qui sont pressés de savoir si la pierre pourra être enfin saisie et broyée. Il faut bien pénétrer le malade de cette idée que la lithotritie procède par tâtonne-ments, par ruse, si je puis m'exprimer ainsi, et que ce n'est qu'avec la patience, le temps et les soins minutieux qu'on arrivera à le débarrasser sans accidents et dans quelque cas presque sans douleur.

Mais combien en est-il qui ne voient dans ces paroles qu'une excuse déguisée, d'une tentative sans résultat, due peut-être à l'impéritie de l'o-pérateur, jusqu'au moment où le succès, couron-nant ses efforts, et sanctionnant sa prudence, le réhabilite définitivement.

L'importance de ces soins est extrême. En ne les poursuivant pas avec la patience nécessaire on s'expose ou bien à des accidents fébriles plus ou moins intenses, à des douleurs vives, à multiplier des séances inutiles, sinon nuisibles; ou bien à renoncer trop tôt à la lithotritie et à faire courir les dangers incontestablement plus grands de la taille à des malades qui, avec moins de précipita-tion, auraient pu profiter de l'innocuité relative de la lithotritie.

Le temps qu'ils doivent durer ne saurait être précisé, excepté chez les individus qui réclament dès le début les soins du chirurgien, et qui ont, dès l'abord, une grande tolérance ; la durée moyenne est de quinze jours à trois semaines ; mais on comprend sans peine que s'il existe quelque complication du côté de l'urèthre, comme des retrécissements ou une valvule prostatique, il faudra d'abord rendre les voies urinaires facilement accessibles aux instruments ; et que le temps nécessaire ne saurait être déterminé d'avance.

II

DES SOINS A DONNER PENDANT LE BROIEMENT DE LA PIERRE.

L'urèthre étant rendu accessible aux instruments, la vessie ayant perdu son irritabilité, le volume et la consistance du calcul étant connus, ou pour mieux dire, après avoir réalisé les conditions indispensables à l'application de la lithotritie, il faut procéder au morcellement.

Le choix des instruments doit d'abord fixer l'attention du chirurgien ; mais à cet égard, pour éviter des détails toujours arides, quand ils ne sont pas accompagnés de dessins qui en rendent l'intelligence facile, je renverrai le lecteur, désireux de renseignements plus complets, au chapitre consacré à ce sujet par Dolbeau dans son traité de la pierre dans la vessie.

On y trouvera la description exacte des instruments utiles, avec les mesures précises qu'ils doivent avoir suivant les cas, et des planches en reproduisant l'image.

Je me contenterai de dire que j'adopte comme lui le brise-pierre à écrou brisé de Civiale. Le mécanisme de l'écrou me paraît de beaucoup préférable à celui du pignon, qui exige presque nécessairement l'intervention d'un aide. Enfin, ce brise-pierre à bec plein me paraît infiniment plus avantageux que celui à mors fenêtré qui expose à blesser la vessie; qui saisit moins bien les petits fragments et surtout ne sert pas à leur extraction comme le précédent. Il ne devra être employé que dans les cas exceptionnels, alors que le calcul aura une consistance telle qu'il ne pourra être entamé par l'instrument de Civiale.

La durée des séances devra être courte, de deux à cinq minutes, surtout si la vessie est irritée par la manœuvre. Pousser plus loin les tentatives exposerait à des accidents qui loin de hâter la marche du traitement risqueraient d'en retarder la durée, sinon d'en compromettre le succès.

Dans les commencements de la lithotritie, et en raison aussi de l'action moins prompte et moins facile des instruments droits, la durée des séances était poussée jusqu'à vingt et trente minutes; mais aujourd'hui, Civiale lui-même, reconnaissant les inconvénients de ces tentatives prolongées, leur assigne de deux à dix minutes. Cette dernière limite me paraît encore trop large et ne doit être atteinte que dans le cas où la tolérance est pour ainsi dire absolue. Il va sans dire que la vessie devra contenir une notable quantité d'urine ou qu'on aura fait après l'avoir vidée une injection d'eau tiède.

Quelle doit être la fréquence des séances?

La réponse à cette question ne saurait être précise, car la conduite du chirurgien devra varier pour ainsi dire dans chaque cas particulier, en raison de l'irritabilité du sujet; de la réaction plus ou moins intense qui suit la manœuvre, ou de l'absence de réaction; de la facilité ou de la difficulté à expulser les fragments.

Pour résoudre la question on s'est basé sur

l'expulsion des fragments; et , il a été convenu
qu'on renouvellerait la séance de broiement lorsque l'expulsion aurait cessé.

La seule règle à suivre consiste à surveiller
l'état de la vessie et à faire une nouvelle séance
lorsque le calme est rétabli; il est vrai que ce
calme n'apparaît guère qu'après l'expulsion à
peu près complète des fragments produits par
l'intervention précédente. C'est en général tous
les quatre ou cinq jours que doivent être exécu-
tées les séances.

Mais, ce qui me paraît d'une importance capi-
tale, c'est le cathétérisme répété matin et soir
avec la sonde évacuatrice et accompagné d'une
injection d'eau tiède. Les malades en éprouvent
un soulagement notable, et cette pratique tend à
debarrasser plus vite la vessie. Elle prévient l'ac-
cumulation au voisinage du col des fragments
lithiques; elle obvie à la distension possible de
la vessie par une grande quantité d'urine, surtout
dans les cas d'atonie de cet organe, comme
c'était le cas chez l'un de mes malades; et elle
dispense le réservoir urinaire de ces contractions
fréquentes, provoquées par la présence d'une
grande quantité d'urine, qu'il ne peut vider
incomplétement.

Lorsque des fragments calculeux ou une seule portion un peu volumineuse de la pierre obstrue le col vésical et donnent lieu à des épreintes toujours très-pénibles, le cathétérisme et l'injection dégagent le col vésical et calment la douleur.

Si des fragments se trouvaient engagés plus avant dans le canal de l'urèthre, il faudrait ou bien les faire sortir à l'aide des curettes, ou bien pratiquer, avec le petit brise-pierre, la lithotritie uréthrale.

Même si la tolérance était très-grande, il ne serait pas convenable de faire un trop grand nombre de fragments. Il vaut mieux, après avoir fait éclater la pierre, s'attacher à saisir les débris de moy nne dimension pour les réduire le plus possible et rendre l'expulsion plus facile.

S'il survenait un peu de cystite ou une épididymite, il faudrait nécessairement attendre la disparition plus ou moins complète de ces états morbides avant de pratiquer une nouvelle séance.

Pendaut tout le temps que dureront les séances, on devra passer à travers de la gaze l'urine du malade, pour recueillir les débris du calcul. Le malade devra uriner debout, ou mieux dans la position horizontale ; il devra éviter de s'accroupir sur le vase de nuit.

A ce propos, je signalerai une pratique suggérée à l'un de mes malades par la douleur due à l'arrêt dans l'urèthre d'un fragment de calcul ; plusieurs fois il a pu ainsi se débarrasser seul de fragments ayant un certain volume : il comprimait le méat urinaire avec les doigts, faisait effort pour uriner et lâchait ensuite instantanément la verge. L'urèthre se trouvait ainsi distendu d'abord par l'urine, permettait au calcul de changer de position et se prêtait à l'expulsion définitive.

Le régime devra être léger mais pas trop sévère, ou pour mieux dire, proportionné à l'état des voies digestives.

Des boissons aqueuses seront données à la dose de 1 ou 2 litres. Ces boissons rendent l'urine moins irritante, et sont incontestablement utiles dans cette mesure ; mais, autoriser les malades à se gorger de liquides, comme ils y ont souvent tendance, provoquerait de fréquentes envies d'uriner et des douleurs qu'il faut leur éviter.

Tant que durera le broiement, le repos est nécessaire. Non pas qu'il faille garder le lit, mais marcher le moins possible et se tenir habituellement sur une chaise longue ou un lit de repos et ne pas quitter l'appartement.

Les bains sont d'une incontestable utilité ; plutôt les grands bains que les bains de siége. Si le malade est irritable et si la séance est suivie d'une réaction, même légère, il vaut mieux administrer le bain avant ; de peur que le frisson et la fièvre ne surviennent pendant le bain. Dans ce cas on se contentera, après la séance, d'appliquer sur le bas-ventre de larges cataplasmes émollients. Si la séance n'est suivie d'aucune réaction, et si elle s'est opérée sans encombre, on la fera suivre de l'administration du bain.

Les lavements doivent être administrés fréquemment, ils tendeut à éviter la constipation, et à calmer l'éréthisme des organes génito-urinaires, si les douleurs étaient vives on aurait recours aux lavements laudanisés, qui ont le double avantage d'agir localement et de produire plus vite, et à plus faible dose, les effets sédatifs qu'on est souvent obligé de demander à l'opium.

DES SOINS CONSÉCUTIFS.

Après avoir pratiqué la dernière séance de broiement, après s'être assuré par l'exploration, soit avec le brise-pierre, soit avec la sonde, qu'il ne reste plus rien dans la vessie, le rôle du chirurgien n'est pas encore terminé.

Il doit surveiller avec soin l'état des voies urinaires, s'assurer que la vessie se vide complétement. Pour le mettre plus sûrement à l'abri d'une récidive possible, il doit habituer le malade à se sonder lui-même et à faire des injections dans la vessie. C'est là un apprentissage, en général trèsfacile à faire , et cette pratique me paraît avoir d'immenses avantages. Après les séances multipliées de broiement, et par le fait du passage de débris plus ou moins anguleux, il reste pendant un temps variable qui peut durer des mois entiers une inflammation subaiguë de la vessie, du catarrhe ; et les lavages plus ou moins répétés, suivant le besoin, nettoient la vessie, produisent du soulagement et aident à la disparition de cet état inflammatoire.

Je crois ces soins bien autrement utiles que l'administration des eaux minérales qui agissent peut-être encore plus par la quantité de véhicule qu'elles obligent les malades à ingérer que par leurs propriétés chimiques. Pour les malades affectés de calculs uriques, les eaux alcalines de Contrexeville, de Vichy, de Vals etc., devront être prescrites, car la théorie indique qu'elles peuvent agir directement sur l'acide urique en le transformant en urate alcalin soluble, et la pratique journalière démontre qu'elles ont une influence favorable sur l'état diathésique d'où proviennent les calculs.

C'est à l'aide des soins préparatoires poursuivis pendant deux ou trois septénaires que j'ai fait disparaître presque complétement, chez mes deux malades, l'irritation vésicale, intense chez le premier de mes opérés, et que j'ai pu pratiquer sans grande douleur dans le premier cas huit, dans le second onze séances de lithotritie.

C'est grâce à ces fréquents cathétérismes et aux lavages de la vessie que j'ai pu expulser, sans complication sérieuse, les débris de deux calculs dont l'un avait près de 3, l'autre plus de 3 centimètres et demi de diamètre.

Chez le second malade il y avait paralysie incomplète de la vessie, qui ne se vidait jamais complétement qu'avec la sonde. C'est à l'aide de la sonde évacuatrice et du brise-pierre que j'ai extrait presque tous les fragments ; le malade n'en a rendu spontanément qu'une très-petite quantité.

C'est enfin grâce au cathétérisme pratiqué de temps en temps et aux injections, qu'ils se trouvent l'un et l'autre dans un état de bien-être complet. Ils savent très-bien, par expérience, que si l'interruption de ces soins les expose à quelques accidents du côté de la vessie, ils ont dans leurs mains le moyen de les faire disparaître.

La première de ces opérations remonte à deux ans et demi ; la seconde à un an et quatre mois.

———

A. PARENT, imprimeur de la Faculté de Médecine, rue Mr-le-Prince, 31.